COMPTE RENDU

DE LA CLINIQUE

DES

MALADIES DES YEUX

DU

Dʳ LANDOLT

Présenté aux membres de la Caisse de secours

1895

COULOMMIERS

IMPRIMERIE PAUL BRODARD

—

1896

IV

COMPTE RENDU

DE LA CLINIQUE

DES

MALADIES DES YEUX

DU

D\' LANDOLT

Présenté aux membres de la Caisse de secours

1895

COULOMMIERS

IMPRIMERIE PAUL BRODARD

—

1896

IV

COMPTE RENDU

DE LA CLINIQUE

DES

MALADIES DES YEUX

DU

Dr LANDOLT

Présenté aux membres de la Caisse de secours

1895

L'année 1895 marque une étape assez importante dans l'histoire de notre clinique.

Fondée, en 1876, rue du Pont-de-Lodi, transférée, en 1878, dans cette maison plus vaste de la rue Saint-André-des-Arts, où elle se trouve maintenant, elle a pris depuis un développement tel que l'adjonction de locaux de plus en plus nombreux est devenue indispensable. Depuis l'année 1895, elle comprend enfin *deux appartements complets au premier étage*, un *petit appartement entre le premier et le deuxième*, et un *grand appartement au troisième étage*.

Nous nous trouvons ainsi fermés de tous côtés, maître chez nous et bien à l'aise. Disposant de plus d'espace, nous avons plus d'air et plus de lumière ; nos conditions hygiéniques sont améliorées.

Que les Dames du comité et les personnes qui s'intéressent à notre œuvre nous permettent de leur faire faire une courte promenade à travers notre clinique aujourd'hui arrondie. Ce mot pourrait, il est vrai, faire sourire nos visiteurs, quand ils considèrent le plan ci-joint de cette vénérable bâtisse. L'œil y cherche avec inquiétude un angle droit, le pied craint de s'égarer dans le dédale des couloirs et des corridors. Les murs paraissent jetés au hasard et les communications percées après coup. C'est que la maison ne date pas d'hier. A défaut de la régularité, la solidité des murs en fait foi. Il est même certain que l'immeuble que nous occupons représente une agglomération de maisons à l'édification desquelles plusieurs siècles ont contribué.

Entrons par la porte cochère du *27 de la rue Saint-André-des-Arts*, en face de la bonne vieille rue Gît-le-Cœur. Nous trouverons, à droite, l'escalier *Ea* qui nous mènera au *premier étage* que représente la figure 1.

Arrivés au palier P, nous avons en face de nous une vaste fenêtre donnant sur la cour, à notre droite et à notre gauche une large porte. Franchissons le seuil

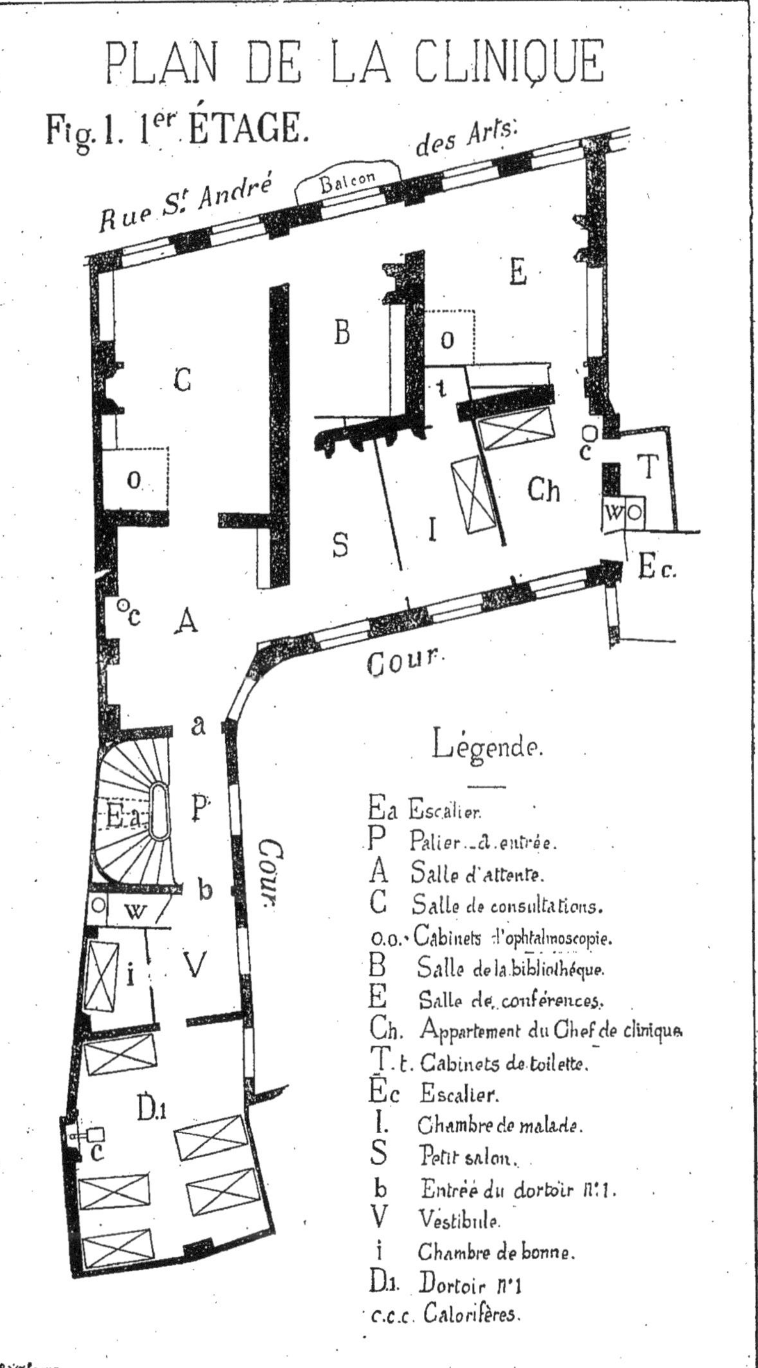

PLAN DE LA CLINIQUE
Fig. 1. 1er ÉTAGE.
Rue St André
des Arts.
Balcon
E
B
o
C
t
o
c
T
w
Ch
S
I
Ec.
c
A
Cour.
a
Légende.
Ea Escalier.
P Palier _a_ entrée.
A Salle d'attente.
C Salle de consultations.
o.o. Cabinets d'ophtalmoscopie.
B Salle de la bibliothèque.
E Salle de conférences.
Ch. Appartement du Chef de clinique.
T.t. Cabinets de toilette.
Ec Escalier.
I. Chambre de malade.
S Petit salon.
b Entrée du dortoir n°1.
V Vestibule.
i Chambre de bonne.
D.1 Dortoir n°1
c.c.c. Calorifères.
Ea
P
b
Cour.
w
i
V
D.1
c

de cette dernière *a*, et nous nous trouvons dans la salle d'attente A, qui, de midi à trois heures, ne désemplit pas de malades indigents, attendant leur tour de consultation et de pansement. Cette pièce reçoit sa lumière d'une fenêtre percée dans le coin arrondi de la cour et, en hiver, sa chaleur d'un calorifère *c*.

Traversons la foule des malades et entrons en C. C'est la salle des consultations. Elle a vue, ainsi que les pièces B et L, par d'immenses fenêtres, sur la rue Saint-André-des-Arts. Le premier étage a en effet une hauteur de 3 m. 60 cent. — Le carré *o*, figuré dans la salle de consultations, correspond au cabinet noir où les malades sont soumis à l'examen ophtalmoscopique.

D'autres examens des yeux sont pratiqués dans cette salle, ainsi que dans la chambre B à la lumière du jour. Dans cette dernière se tient le secrétaire qui inscrit les malades et note le résultat des investigations faites par les docteurs. Cette pièce B possède un balcon fort joli du style Louis XV. Il est situé au centre de la façade de notre vieil hôtel que Leloir a rendu célèbre par son tableau de « L'Entrée de Voltaire à Paris ».

La salle E, qui a deux fenêtres sur la rue, est destinée à l'enseignement, aux conférences que nous faisons, le mercredi et le samedi, après les opérations, ainsi qu'aux consultations particulières. Elle contient également un cabinet d'ophtalmoscopie *o* et divers appareils d'investigation. Cette pièce communique, par une double porte, avec l'appartement du chef de clinique. Cet appartement se compose d'une chambre C*h*, assez vaste, donnant sur la cour, et d'un cabinet de toilette T. Il est chauffé au moyen d'un poêle et a une entrée particulière sur l'escalier E*c*.

A côté, nous trouvons, en I, une chambre de malade avec son cabinet de toilette *t*, et, plus loin, un petit salon S attenant à la grande salle d'attente A. Toutes ces pièces, C*h*, I, S et A, ont des fenêtres sur la cour.

Il en est de même pour le *second appartement* que nous possédons au *premier étage*.

Quittons la salle A par la porte *a* qui nous y avait donné accès, et dirigeons-nous vers la porte en face. Cette porte nous conduit d'abord dans un vestibule V meublé d'une table, d'un canapé et de quelques sièges. A côté se trouve une chambre *i* occupée par l'une des bonnes. Nous traversons ce vestibule et nous arrivons au plus grand (D^4) des deux dortoirs destinés aux indigents. Il contient, suivant le nombre des malades, cinq ou six lits et les meubles indispensables. Le vestibule est à la disposition des convalescents. Le chauffage de cet appartement se fait au moyen d'un calorifère *c*.

Montons maintenant un demi-étage, et nous trouvons, au-dessus de l'appartement que nous venons de visiter, *l'appartement représenté par la figure* 2.

C'est le petit dortoir des indigents (D²). Il est divisé en deux chambres ayant chacune une fenêtre sur la cour. L'une contient deux lits, l'autre seulement un. La pièce irrégulière L y attenant, autrefois une cuisine, sert actuellement de laboratoire de photographie à nos fils. C'est la meilleure garantie qu'aucun désordre ne s'introduise jamais dans ce sombre réduit et ne le change en foyer d'infection.

Nous veillons en effet avec des soins minutieux à la propreté de la maison. C'est pour cette raison que nous avons supprimé les papiers peints dans les dortoirs (V. D¹, D², L) et que nous avons fait peindre leurs pans d'un vernis supportant les lavages antiseptiques. Les lits sont en fer. Les tables de nuit à roulettes se composent de quatre montants en fer, munies de trois châssis superposés soutenant chacun une épaisse plaque de verre. En fer et en verre également les supports pour les serviettes, pour le savon, et les autres menus objets que le malade pourrait avoir à placer à côté de lui. Tout ce qui est en fer étant enduit du vernis mentionné, et les verres se démontant très facilement, ces meubles peuvent être aisément nettoyés de la façon la plus complète.

Le *troisième étage* (fig. 3), où nous mène encore

l'escalier E*a*, est, jusqu'à un certain degré, la reproduction de l'appartement de gauche du premier étage au-dessus duquel il est situé.

Entrons immédiatement, à droite du vestibule V, dans la salle d'opération O. Exposée au midi, et dépassant de plus d'un étage les maisons voisines, elle a un jour excellent. En été, nous tamisons la lumière au moyen de trois systèmes de stores, se déroulant les uns verticalement, les autres horizontalement. Même dans la saison sombre, l'éclairage est toujours suffisant. Nous pratiquons en effet nos opérations à partir de midi, ce qui nous permet de jouir de deux grands avantages : la lumière est toujours bonne, et nos mains, qui n'ont encore touché aucun malade, sont faciles à stériliser.

Nous avons d'ailleurs, dans notre dernier compte rendu, parlé de la salle d'opération et des principes qui nous ont guidés dans son aménagement. Les heureux résultats de nos opérations sont la récompense des efforts incessants que nous faisons dans le but d'unir à la correction opératoire la plus parfaite l'asepsie la plus absolue.

Le troisième étage comprend, en outre, quatre chambres de pensionnaires, deux à un lit (III et V, fig. 3) donnant au midi, deux plus grandes, donnant sur la rue (VI et IV, fig. 3), assez vastes pour loger deux personnes.

PLAN DE LA CLINIQUE.

Fig. 3. 3ᵉᵐᵉ ETAGE.

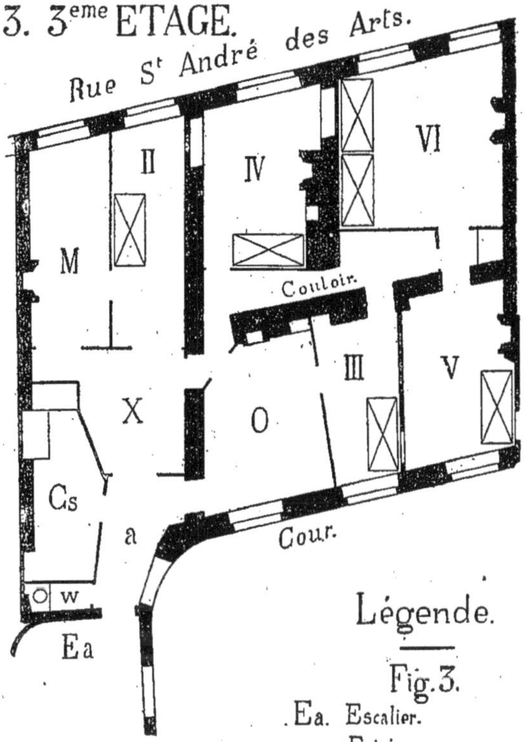

Fig. 2. 2ᵉᵐᵉ ETAGE.

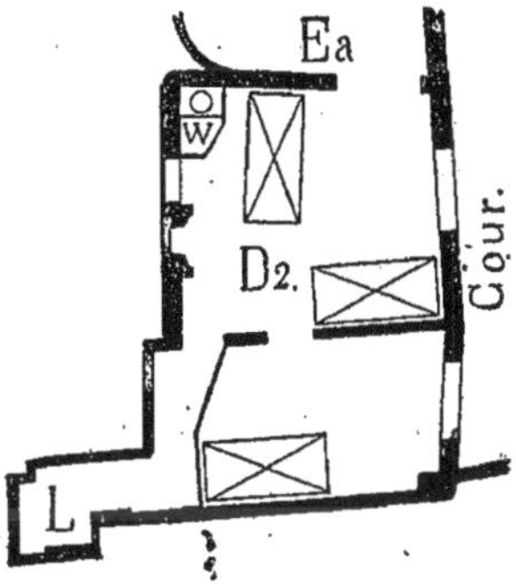

Légende.

Fig. 3.

Ea. Escalier.
a   Entrée.
O   Salle d'opérations.
X   Antichambre.
II. IV. VI. Chambres sur la rue.
III. V. Chambres sur la cour.
M. Salle à manger
Cs. Cuisine.

Fig. 2.

Ea. Escalier.
D2. Dortoir n° 2.
L. Laboratoire.

La chambre II est occupée par Mme la Directrice. — M est la salle à manger pour elle et MM. les assistants; C*s* la cuisine.

En X, où viennent déboucher toutes les pièces, se trouve le tableau indicateur de la sonnerie électrique en communication avec les dortoirs aussi bien qu'avec chaque lit de pensionnaire. Le personnel est de la sorte constamment en rapport avec les malades.

Les pièces qui intéressent plus particulièrement les Dames patronnesses de notre œuvre sont évidemment les deux dortoirs, destinés, l'un aux femmes et aux enfants, l'autre aux hommes. Une partie du loyer de ces dortoirs est supporté par la caisse de secours. Les tables de nuit en fer et en verre sont un don de Mme Nicolas Kœchlin, de Lœrrach. Nous la prions ici d'agréer nos remerciements les plus sincères.

Il va de soi qu'avec l'agrandissement de la clinique, nos dépenses se sont considérablement accrues. Ce n'est pas seulement le loyer, mais aussi les impôts qui ont augmenté. Nous payons, en effet, patente pour notre clinique de la rue Saint-André-des-Arts aussi bien que pour notre domicile de la rue Volney, et l'impôt sur les portes et fenêtres pour les appartements consacrés aux consultations, aux soins, et au logement fournis gratuitement aux indigents aussi bien que pour les locaux où nous recevons la clientèle bourgeoise. Ces

contributions sont même calculées sur la somme des
loyers de notre domicile particulier et de la clinique.
En outre, l'entretien de la maison, le personnel de
service et ses gages, les frais de chauffage, éclairage,
blanchissage, etc., ont également augmenté.

De plus, depuis que les bienfaits de l'antisepsie et
de l'asepsie sont reconnus, le traitement chirurgical est
devenu plus coûteux. La base de toute asepsie est la
propreté. Le premier antiseptique est le savon. La lite-
rie, les serviettes, etc., sont bien plus souvent renou-
velées, bien plus vite usées qu'autrefois. Personne ne
songe plus à se servir de charpie et de bandes de pro-
venance inconnue et toujours douteuse. Les objets de
pansement sont fabriqués *ad hoc*, stérilisés à la clinique,
et ne servent qu'une seule fois. Les éponges sont pros-
crites, le coton hydrophile les a remplacées pour le
plus grand bien des opérés. Quant aux solutions antiseptiques utilisées en chirurgie aussi bien que pour le
traitement externe de la plupart des affections oculaires et qui réclament une préparation plus soigneuse
qu'autrefois, nous les employons en abondance, convaincus que leur efficacité réside en grande partie dans
leur action mécanique. Elles nettoient l'organe sans
l'irriter, emportant les déchets des tissus, les sécrétions
morbides, les produits pathologiques.

Voilà quelques-unes des raisons pour lesquelles les

frais de la clinique vont sans cesse en augmentant. Aussi l'aide qui nous vient de la caisse de secours nous est de plus en plus précieuse.

Voici d'ailleurs l'exposé de nos comptes de l'année 1895.

Recettes :

Report de 1894.	1.361 fr. 35	
Cotisations	2.680 fr. »	6.516 fr. 35 [1]
Dons................	2.475 fr. »	

Dépenses :

Pensions de malades...	2.630 fr. »	
Matériel.............	2.095 fr. 20	
Médicaments.........	320 fr. »	
Étrennes au personnel..	84 fr. »	5.869 fr. »
Notes de lunettes......	166 fr. »	
Loyer des dortoirs....	475 fr. »	
Fête de Noël.........	98 fr. 80	
Solde porté à l'année 1896..........	647 fr. 35	

Le total des frais de la clinique est nécessairement plus de quatre fois plus élevé.

On comprend sans peine qu'un budget considérable est nécessaire pour satisfaire à toutes ces nécessités, même dans un hôpital de peu de lits. On le comprend d'autant plus facilement quand on se rend compte que la plupart des affections oculaires peuvent être traitées sans exiger le séjour dans une maison de santé. Aussi

1. Voir p. 30 la liste de nos membres adhérents ainsi que de nos donateurs.

soignons-nous un nombre considérable de personnes
atteintes d'ophtalmies, de maladies externes et même
internes des yeux pendant la consultation. Commencée
à midi, elle ne finit souvent que vers quatre heures,
malgré toute l'activité développée par le Directeur et
les deux médecins assistants.

Nous avons inscrit, en 1895, 3058 malades *. Comme
nous l'avons fait remarquer autrefois, si chaque malade
ne vient que 10 fois à la clinique avant d'être guéri,
cela fait une moyenne de 100 malades par jour. Souvent même nous en voyons davantage.

Nous avons reçu 30 malades comme pensionnaires
aux frais de la caisse de secours. Ils ont passé à la
clinique, en tout, 523 jours.

De ces 30 malades, 6 ont suivi un simple traitement,
24 ont été opérés. Quelques-uns de ces derniers ont
subi plus d'une opération, par exemple une iridectomie
avant, une discission après l'extraction de la cataracte.
C'est pour cela que, si le nombre des opérés est de 24,
celui des opérations est de 35.

Toutes ces opérations ont réussi. Nous sommes heureux de pouvoir en dire autant de celles, bien plus
nombreuses, que nous avons pratiquées sur des personnes non secourues par l'œuvre.

Ces 35 opérations sont : 8 extractions de cataracte;

* 55 865 depuis la fondation de la clinique.

11 iridectomies; 2 sclérotomies; 1 staphylectomie; 3 opérations de pterygion; 4 strabotomies; 3 énucléations.

Les CATARACTES peuvent être divisées en *simples* et en *compliquées*.

Parmi les premières nous comprenons, avant tout, les cataractes séniles, conséquence de l'âge et non d'une maladie ou d'une blessure de l'œil.

Dans cette catégorie viennent se ranger les nommés A. L., homme de soixante-cinq ans, opéré de cataracte à gauche le 14 novembre 1894, à droite le 16 janvier 1895. — R. J., âgé également de soixante-cinq ans, opéré sur l'œil droit en 1893, sur l'œil gauche en 1895. — Mmes C. R., âgée de quatre-vingt-quatre ans; Z. A., âgée de soixante-dix ans. — B. E., soixante-six ans, et Mme Th. J. — Enfin le nommé B. G., qui était atteint de cataracte molle. Il subit l'extraction avec succès et quitta la clinique au bout de quatorze jours, muni de lunettes correctrices.

Une autre cataracte qui nécessitait notre intervention chirurgicale était *compliquée* d'une *blessure grave de l'œil*. Le malade D. L. avait reçu dans l'œil un violent coup de grattoir. La paupière supérieure, la cornée, le cristallin étaient déchirés, l'iris en partie arraché, en partie enclavé dans la cicatrice qui partageait en deux la partie antérieure de l'œil. Des masses cristalliniennes opaques (cataracte traumatique) remplissaient le champ pupillaire.

L'œil était dans un état tel que, dans une autre clinique, on avait proposé au malade, non sans raison, de le lui enlever. Nous avons réussi à conserver l'organe et à lui donner même un certain degré d'acuité visuelle, au moyen d'une large iridectomie et de l'extraction du cristallin opaque.

L'*iridectomie* a été pratiquée : 1° dans des cas d'opacités cornéennes, *iridectomie optique*, sur l'enfant S. R. et sur une femme B. E., âgée de soixante-six ans, qui, à la suite d'une opération de cataracte faite ailleurs, avait conservé un leucome cicatriciel de la cornée avec occlusion de la pupille. Cette opération rendit la vue à cet œil, l'autre fut aussi, avec succès, opéré par nous.

2° Pour remédier à une inflammation chronique de l'iris, *iridectomie antiphlogistique*. — Mlle L. A. fut ainsi opérée aux deux yeux.

3° Pour diminuer la tension intra-oculaire, *iridectomie antiglaucomateuse*. — Mme C. M. L'opération fut pratiquée aux deux yeux, le 21 décembre 1895, et suivie d'une guérison tout à fait normale. Espérons qu'elle aura arrêté la marche de la grave maladie dont les deux yeux étaient atteints, du glaucome. M. S. R. subit la même opération sur un œil atteint d'un leucome adhérent très étendu, consécutif à une blessure et suivi de glaucome. L'iridectomie a ici en vue le triple but de diminuer la tension intra-oculaire, d'enrayer l'inᵉ flammation de l'iris et de créer une nouvelle pupille.

C'est également pour un glaucome secondaire que nous pratiquâmes l'iridectomie sur le nommé B. P. Une blessure de la cornée et du cristallin avait amené, chez lui, un enclavement de l'iris, un commencement de cataracte traumatique, et un état glaucomateux de l'œil. Ici encore, l'iridectomie rendit normale la tension intra-oculaire, arrêtait l'iritis, et nous fîmes ainsi, du même coup, la première partie de l'opération de la cataracte que nous devions pratiquer deux mois plus tard.

4° Pour faciliter l'extraction de la cataracte, *iridectomie préparatoire*. Nous avons pratiqué cette opération, entre autres, sur la nommée Z. A., dans la même séance dans laquelle nous opérions l'autre œil de la cataracte, et sur une autre malade, atteinte aux deux yeux de cataracte également développée mais non encore mûre pour l'extraction. L'iridectomie pratiquée sur l'un de ses yeux hâtera le moment propice pour l'opération de la cataracte et abrège ainsi, pour la pauvre malade, l'état de demi-cécité qui pourrait sans cela se prolonger encore longtemps.

Une autre opération destinée à remédier au glaucome, est la *sclérotomie*. Nous l'avons pratiquée sur deux pensionnaires de la caisse de secours. Mme C. M. C., âgée de soixante-neuf ans, était atteinte de glaucome très douloureux et d'atrophie du nerf optique. L'opération arrêta les douleurs sans pouvoir rétablir la vision de cet œil dont le nerf optique avait perdu la vitalité.

Dans un autre cas (C. A., âgé de vingt-quatre ans), le glaucome était la conséquence d'une vaste ulcération de la cornée, avec adhérence de l'iris.

Les symptômes glaucomateux cessèrent après l'opération mais reparurent plus tard, si bien qu'une opération, plus radicale, la *staphylectomie* (l'excision de toute la partie ectasiée de la cornée), devint nécessaire. Elle réussit parfaitement.

Sur deux des malades subventionnés par la caisse de secours, nous pratiquâmes l'*ablation* d'un PTERYGION, pli de la muqueuse de l'œil qui s'achemine vers le centre de la cornée en envahissant la membrane transparente de l'œil.

Chez l'un de ces malades (L. E.), le pterygion était la conséquence d'une brûlure de l'œil par de la potasse caustique. Il se montra particulièrement rebelle et dut être opéré deux fois. L'autre (H. Ph.) portait un pterygion simple dont l'opération eut facilement raison.

Quatre malades aux frais de la caisse de secours

furent opérés de STRABISME. Dans trois cas (G. Th., S. R.
et B. J.) il s'agissait d'un strabisme *convergent*; dans
un cas (A. M.) d'un strabisme *divergent*. Nous avons
suivi ici encore nos principes de strabotomie exposés
dans le compte rendu de l'année 1894, et le succès
nous a encore donné raison.

Trois fois nous étions obligés de supprimer un œil
par l'ÉNUCLÉATION. Dans les trois cas (C. A.; L. H.; V. J.),
il s'agissait d'yeux en voie d'atrophie par suite d'une
blessure profonde et menaçant l'autre œil d'ophtalmie
migratrice ou « sympathique ». Ce grave accident fut
conjuré et la guérison suivit son cours absolument
normale chez les trois malades.

Puisque nous parlons d'opérations pratiquées à notre
clinique dans le courant de l'année passée, nos lecteurs nous permettront peut-être de leur citer encore
deux cas particulièrement intéressants, quoique ne
dépendant pas de la caisse de secours proprement dite.

Le premier des deux malades (P.) a été soigné aux
frais de M. le comte de S., aux bonnes œuvres duquel
nous sommes heureux de nous associer souvent.
P. était atteint d'un *épithelioma de la paupière inférieure* droite. Le cancer avait envahi la paupière dans
sa moitié supérieure et dans toute son épaisseur,
y compris la conjonctive. Cette participation de la
muqueuse rendait l'opération particulièrement déli-

cate. On ne pouvait, en effet, remplacer la perte de substance, comme dans d'autres cas opérés par nous (*Arch. d'opht.*, p. 481, 1885), par un lambeau cutané emprunté à la paupière supérieure.

Afin de protéger l'œil par une surface muqueuse, nous eûmes recours au procédé suivant :

Les deux tiers de la paupière inférieure ayant été enlevés, deux incisions partant, l'une de l'angle externe, l'autre de l'angle interne de cette plaie, furent menées verticalement en plein tissu cutané de la joue, sur une longueur de 4 centimètres environ. Ce lambeau, rendu parfaitement mobile, put être relevé très facilement, et suturé avec le bord de la paupière supérieure préalablement avivé.

Un soin particulier fut donné à la mise en place et à la fixation par des sutures des lèvres latérales du lambeau représentant la nouvelle paupière, afin de le maintenir sans traction dans sa situation élevée.

La guérison eut lieu par première intention. Au bout de huit jours, nous enlevâmes les fils; mais nous maintînmes pendant deux mois les paupières réunies, de façon à permettre à la nouvelle paupière d'acquérir la souplesse nécessaire. Elle ne tarda pas à se délimiter par un pli qui dessinait sa forme et l'isolait de la peau de la joue.

C'est alors que nous procédâmes à la séparation, par

un coup de bistouri; des deux paupières. Le résultat
de l'opération fut des plus satisfaisants.

Le second malade, un protégé de feu la marquise d'E., avait reçu, deux mois auparavant, un coup
de pied de cheval au niveau de l'œil droit. De nombreuses cicatrices tout autour de l'œil, le décollement
de la rétine, la déchirure des membranes du fond de
l'œil, témoignaient de la gravité de l'accident.

La paupière inférieure avait été arrachée à partir de
l'angle interne avec le muscle orbiculaire sous-jacent.
Très mal rattachée au-dessous et en dehors de sa place
normale, elle laissait le globe oculaire à découvert.

La correction chirurgicale du lagophtalmos était
indispensable. Le procédé le plus simple aurait été
de détacher la paupière de nouveau, à peu près dans
la direction de la cicatrice, de la remonter, par glissement, à sa place primitive, et de la fixer par des
sutures. Seulement, il était à craindre que la traction
cicatricielle, agissant en sens inversé de l'opération,
n'en anéantît l'effet.

Aussi appliquâmes-nous, dans ce cas, un procédé
qui nous a déjà rendu service dans d'autres occasions.
Nous fixâmes la paupière déplacée à la paupière supérieure, en lui donnant ainsi, non seulement un solide
appui, mais encore un contrepoids à la traction cicatricielle.

Avant de détacher la paupière inférieure suivant une incision arquée, longue et profonde, nous eûmes soin d'aviver l'extrémité nasale de cette paupière par une section formant un angle d'environ 45° avec la verticale. En mettant le lambeau en place, cette partie avivée se trouva horizontale et juste en face du bord interne de la paupière supérieure. Ce dernier, avivé à son tour, fut uni à la paupière inférieure. Il ne restait plus alors qu'à suturer le bord curviligne du lambeau remonté par glissement.

La guérison eut lieu par première intention, et la protection de l'œil fut ainsi assurée.

Les deux malades furent présentés au congrès français d'ophtalmologie de l'année 1895.

Sept malades furent hospitalisés à la clinique, aux frais de la caisse de secours, sans subir d'opérations. Mlle M. L., Mmes V. K. et A. M. furent soignées toutes trois pour *kératite infectieuse* avec fonte plus ou moins complète de la cornée. La cause de l'infection n'est pas facile à établir. La première de ces malades nous arriva de la campagne où elle avait déjà souffert de son œil quelque temps avant de recourir à nos soins. Chez la seconde, phtisique alitée depuis longtemps et soignée dans un des hôpitaux les mieux tenus de Paris, le mal s'était développé comme un coup de foudre, avait envahi en cinq jours toute la cornée et rempli la chambre antérieure d'un pus épais. — La troisième malade, opérée avec succès, guérie, et sur le point de quitter la clinique, dut à une grave imprudence la kératite infectieuse pour laquelle elle fut soignée encore pendant trente-sept jours. Le traitement le plus assidu, continué jour et nuit, l'application des antiseptiques les plus puissants, voire même du galvanocautère, parvinrent seuls à sauver une partie de la vue dans les deux derniers cas; dans le premier elle fut perdue. — Les suppurations virulentes de ce genre sont fort heureusement très rares. Elles sont évidemment dues à des micro-organismes particulièrement septiques et favorisées par l'état général des malades.

Trois enfants (L. L., B. G. et L. A.) furent reçues à la clinique pour des affections scrofuleuses (*kératite*, *iritis* et *choriorétinite*). Elles demeurèrent nos hôtes jusqu'à ce que la guérison fût assez avancée pour qu'elles pussent être soignées chez elles.

Nous les avons revues depuis à la consultation et avons ainsi mené la cure à bonne fin.

Une pauvre vieille femme enfin (B. C.), atteinte aux yeux de *glaucome absolu* douloureux et de blépharoconjonctivite intense, fut soignée à la clinique jusqu'à ce que les douleurs l'eussent quittée et que l'inflammation des paupières fût guérie. Nous nous sommes abstenus de toute intervention chirurgicale. Elle n'aurait pas pu rétablir les fonctions des nerfs optiques atrophiés ; les collyres employés suffisaient d'autre part pour supprimer les douleurs.

Nos lecteurs savent, par l'exposé de nos comptes, que cette année encore, nous avons pu organiser une *fête de charité* aux environs de *Noël*. A l'appoint de la caisse de secours sont venus se joindre des dons de toute nature qui nous ont permis d'offrir à près de cent enfants des vêtements chauds et d'autres objets utiles ou agréables.

Les *cours pratiques et théoriques* que nous faisons les mercredis et samedis, après les opérations, sont toujours très suivis par des confrères de toutes les parties du monde. — Dans le courant de l'hiver nous avons l'habitude de faire, à l'issue de la clinique, un cours pratique d'opérations sur des yeux de porcs introduits dans un masque humain en tôle.

Parmi les *publications scientifiques* de l'année 1895, nous citerons d'abord plusieurs articles publiés dans les *Archives d'ophtalmologie*. — Nous avons fait paraître, avec notre excellent ami et ancien chef de clinique, M. le Dr Gygax, un « Précis de thérapeutique oculaire » [1]. C'est un vade-mecum de médecin oculiste, contenant, sous une forme concise, les notions indispensables de l'art de guérir les maladies oculaires.

1. M. G. Masson, éditeur, 120, boulevard Saint-Germain.

Un ouvrage plus important sur les troubles de l'appareil moteur des yeux qui nous a occupé depuis plusieurs années est terminé et traduit en anglais. Il fera partie d'une encyclopédie ophtalmologique qui se publie à Philadelphie, sous la direction MM. Norris et Oliver.

Dans le cours de ce travail, nous avons eu l'occasion de perfectionner quelques procédés thérapeutiques et opératoires, et de compléter les connaissances sur diverses altérations des mouvements oculaires. Nous avons de même été amenés à construire un appareil destiné à démontrer et à étudier l'action des divers muscles des yeux, auquel nous avons donné le nom d'*ophtalmotrope*. Parmi les instruments nous pouvons citer une paire de lunettes-loupe, destinée aux interventions chirurgicales particulièrement délicates dans la chambre antérieure de l'œil. Ces lunettes, dont les verres sont formés des parties de la même loupe, non seulement donnent une image plus grande des objets, mais encore procurent la sensation du relief et l'appréciation juste des distances.

Le sentiment le plus puissant qui se dégage pour nous dans la rédaction du compte rendu de notre clinique, est toujours celui de la reconnaissance envers les personnes qui prennent un si charitable intérêt à notre œuvre. Si, en passant par la rue Saint-André-des-Arts, elles voulaient bien monter une fois aux heures de la consultation, elles verraient à leur vive satisfaction combien leurs dons sont bienvenus et bien reçus. Elles s'étonneraient même, nous en sommes convaincus, de la quantité des maux soulagés et guéris, des bienfaits considérables résultant du concours de l'or de l'un, du dévouement de l'autre, de la charité de tous.

Je ne puis pas m'empêcher d'adresser des remerciements tout particuliers à nos donateurs d'Amérique. A ce propos, je me souviens que lorsque je fondai ma clinique, en 1875, l'occasion s'offrit d'en parler au consul des États-Unis. Il me dit que ses compatriotes ne profiteraient probablement pas souvent de mon œuvre de charité, attendu que leur colonie ne compte pas de pauvres. Ils en ont profité cependant, non pour se faire soigner à nos frais, mais, au contraire, pour manifester leur charité, pour venir à notre aide. Ils en ont profité parce qu'ils ne sont pas seulement riches mais généreux; c'est ainsi que la colonie, qui nous envoie le moins de malades, nous vient en aide le plus largement.

De même que les années précédentes, nous sommes heureux de pouvoir reconnaître ici le zèle et l'intelligence de nos aides, de MM. les Docteurs assistants, de Mme la Directrice, de M. le secrétaire, à l'habile crayon duquel est dû le plan joint à cette brochure, enfin de tout le personnel de la clinique.

Nous avons eu, cette année, la douleur de perdre Mme la marquise de Sêrs, enlevée prématurément à l'affection des siens. Sa mort est un vrai deuil pour notre clinique. Membre du comité dès la première heure, la noble marquise ne cessait de vouer à notre œuvre le plus touchant intérêt. Souffrante, et bien éprouvée elle-même, son cœur n'était ni aigri ni abattu, et de son lit de douleur elle avait pour chacun un gracieux sourire, une parole encourageante et consolante. Nul malheureux ne frappait en vain à sa porte. Sa main comme son cœur étaient toujours largement ouverts. Que sa mémoire soit bénie !

Un concours nouveau et des plus précieux nous est venu de la part de Mmes F. Auboyneau, Kurtz et M. Lyon, qui ont bien voulu se joindre aux dames du Comité. Qu'elles acceptent ici l'hommage de notre vive gratitude.

Le Comité de l'œuvre de la clinique se compose ainsi comme suit :

COMITÉ

Mme Colette Dumas (*présidente*).
Mme Landolt (*vice-présidente*).
Mme Eugène Naville (*secrétaire*).
Mme Pyrame Naville (*trésorière*).

Mme Frank Auboyneau.	Claparède.
Mme Noël Bardac.	Mme Kurtz.
Mme Sigismond Bardac.	Mme Max Lyon.
Mme Alphonse Chauvet.	Mme Léon Oulmont.
Mme Decoppet.	Mme Jules Siegfried.
Mme Grand d'Hauteville.	Mme Serre.
Mme la comtesse Hallez–	Mme Vianelli.

Membres adhérents.

S. A. I. Mme la Princesse Mathilde.

Mme Armand Delille.	M. P. Bobin.
Mme la comtesse d'Arnoux.	M. Félix Bernard.
Mme E. Auburtin.	M. Brigiotti.
Mme Audion.	Mlle Lydie Berger.
M. G. Auboyneau.	Mme Élie Berger.
Mme Ed. Achard.	Mme Léon Berger.
Mme Audéoud.	Maison du Bon Marché.
Mme P. Bouteiller.	M. Th. Frédéric Bloch.
Mme la comtesse Bevi-	Mme Édouard Bardac.
lacqua-Lazise.	M. Joseph Bardac.

M. Collin fils.
M. Chatoney.
Mme Adolphe Chenevière.
Mme de Carayon-Latour.
Mme Cramer.
Mme E. Cuénod.
Mme la comtesse Cahen d'Anvers.
Mme Aug. Cellerier.
Mrs Julius Catlin.
M. Horace Choisy.
Mme Déjerine-Klumpke.
M. Dubreuil.
Mlle M. Deveaux.
M. Deviolaine.
Mme Alexandre Dumas.
Mme Eberhardt.
Mme Erisman.
Mme d'Espine.
M. Gabriel Faure.
M. Friésé.
Mme Fuld.
Mme Flahaut.
Mme Fournier.
Mlle Fournier.
Mme Favarger.
Mlle Favarger.
Mme Gongis.
Mme Gampert.
M. David de Gheest.
M. Geoffroy.
Mme Grüner.
Mme Harouel-Garcia.
Mme Hamman.
Mme Albert Hermann.
Mme d'Hauterive.
M. Ed. Joubert.
Mme L. Kahn.

Mme Jules Kœchlin.
M. Daniel Kœchlin.
Mme Rodolphe Kœchlin.
Mme Kurtz.
Mme Ledoux.
Mme Elie Léon.
Mme Charles Lardy.
Mme Lesslin.
Mme Paul Calmann Lévy.
Mme Raoul Le Bourgeois.
Mme Georges Lévy.
Mlle E. Lévy.
Mlle Lesieur.
Mme Lullin.
Mme de Meuron.
Mme Aug. de Morsier.
Mme Henri Mallet.
Mme Georges Mandrot.
Mme Moser.
Mme Adolphe Mieg.
Mme Max.
Mme de Mestral.
Mme Marjolin-Scheffer.
Mme Naville-Todd.
Mme N. N.
Mme Charles Oulmont.
Mme Louis Ochs.
Mme Pasteur.
Mme Alfred Picot.
Mme Adolphe Puaux.
Mme Frank Puaux.
Mrs J. T. Park.
Mme Patry.
M. E. Picard.
Mme Poynter.
M. Protais.
M. Eugène Petit.
Mme Rowcliffe.

Mme John Roux.
Mme John Raphaël.
M. de Sarty.
M. Jules Simon.
Mme William Strauss.
Mme E. Strauss.
Mme Ed. Scherer.
Mme Secrétan.
Mme Jules Siegfried fils.

Mme la baronne de Schickler.
Mme Louis Taub.
Mme Théry.
M. Pierre Tourgueneff.
Mme Valentin.
Mme Vernhette.
Mme H. Worms.

Donateurs.

Mme A. Chauvet.	10
M. l'Abbé Cornu.	25
Mrs Catlin.	100
M. Chenavard.	200
M. le Comte de Ségur.	100
M. Jules Simon.	50
M. T. Girard.	40
Légation de Suisse.	100
Mme Basalo.	10
Mme Ravelo.	10
Mme L.	500
Mme Decoppet.	10
Anonyme.	25
M. Grand d'Hauteville.	100
M. Jacob C. Rogers.	100
Mme Raphaël.	100
Mme Élie Léon.	80
A reporter.	1560

Report	1560
M. l'Amiral Duperré	100
Mme Eugène Halphen	50
Mme Paul Casimir-Perier	100
M. le Révérend Père Barbier	100
Miss E. Jones	250
Mme L. Tavernier	60
Mme Liger	10
Mme V. L. Alvarez	50
Mme Clerc	10
Anonyme	5
Mme Pasteur	10
Mme Eug. Naville	10
M. Mitsopoulos	50
Mme C. Steward	100
Mme Colette Dumas	10
	2475

APPENDICE

L'écriture rationnelle.

Depuis bien des années, les hygiénistes, les oculistes, les pédagogues cherchent les moyens de prévenir les conséquences fâcheuses pour la santé des enfants (scoliose, troubles visuels, etc.) qui résultent de la position qu'on leur impose pendant l'écriture. Il suffit de jeter un regard sur les travaux multiples qui ont été publiés sur ce sujet, pour se convaincre de l'esprit profondément scientifique qui a guidé la plupart des auteurs dans leurs recherches.

J'avoue en toute franchise que je m'en suis tenu à ce premier regard rapide; non pas que le sujet ne me paraisse pas digne de tout intérêt, et même de la lecture des gros volumes qu'il a engendrés, mais parce que la solution du problème me paraît beaucoup plus simple qu'on ne le croirait d'après les discussions qu'il a soulevées. Voici comment, depuis de longues

années, je réponds à ceux qui me soumettent ces ques-
tions en apparence si complexes de la position du corps
et du papier pendant l'écriture, de l'écriture droite
ou penchée, etc. : Pour écrire, il s'agit, n'est-ce pas,
de tracer sur des lignes, parallèles au bord supérieur
(ou inférieur) d'un papier rectangulaire, des lettres,
des chiffres, des signes enfin, et cela au moyen d'une
plume que nous tenons entre les trois premiers doigts
de la main droite [1].

Or, si nous placions le papier droit devant nous, ses
bords et, par suite, les lignes tracées, étant parallèles
au bord de la table, nous ne saurions écrire qu'en
prenant une position extraordinairement fatigante.
L'expérience facile à faire renseignera le lecteur à ce
sujet mieux et plus vite que toute description.

C'est pour cela qu'instinctivement enfants et adultes
poussent le bas de la feuille de papier vers la droite,
de façon que le bras droit soit à peu près parallèle aux
bords verticaux, le bras gauche parallèle aux bords
horizontaux du papier qui, lui, est toujours en paral-
lélisme avec la table.

On se fatigue certainement moins de cette façon,
parce qu'on s'appuie sur le coude gauche; mais la
colonne vertébrale, fortement tordue, finira aussi bien

1. Ou d'un crayon. Nous ne parlons que de la plume parce que c'est un
instrument plus compliqué et que ce qui est possible à la plume l'est à
plus forte raison au crayon.

que dans le premier cas par prendre une incurvation vicieuse.

De plus, les yeux finissent par se fatiguer par suite de leur direction forcée vers la droite, et cette fatigue est d'autant plus grande que l'obliquité du regard n'est pas la même pour les deux yeux.

Enfin, il résulte de cette position latérale du papier un autre inconvénient sur lequel, il me semble, on n'a pas suffisamment insisté : le texte est ainsi placé par rapport aux yeux tout autrement quand on l'écrit que lorsqu'on le lit. Les lettres apparaissant en raccourci à l'écrivain qui les regarde obliquement, peuvent lui sembler parfaites, ou du moins suffisamment lisibles, alors qu'elles ne le sont plus pour le lecteur qui tient le papier droit devant lui. Tel *o*, tel *a* qui semblait à l'écrivain circulaire et fermé, ce qui est essentiel pour leur visibilité, est oblique et ouvert pour le lecteur qui peut les confondre ainsi avec des *u* ou même des *n*.

On peut faire les mêmes reproches à la méthode graphique, très répandue aux États-Unis. Pour écrire d'après cette méthode, on ne s'assoit pas *devant* mais *à côté* de la table, le bras droit y reposant seul, les lignes du papier étant perpendiculaires au bord le plus rapproché de la table.

Voici maintenant comment nous évitons tous ces

inconvénients et même d'autres encore : Et d'abord, nous ne nous laisserons point dicter la position de notre corps par la mode, ou par le bon plaisir d'un maître d'école. Il faudra que le papier se plie à notre intérêt; nous ne permettrons pas que notre santé soit subordonnée à une considération de symétrie ou de rapport quelconque entre la table et le papier.

Il s'agit de ne pas se fatiguer et de ne pas devenir scoliotique. Pour cela nous commencerons par nous asseoir tout droit devant la table, les deux coudes appuyés et les mains rapprochées naturellement de la ligne médiane.

Qu'on nous donne alors le papier; nous allons le diriger à notre gré avec la main gauche, et la plume que nous saisissons avec la droite de la façon la plus commode.

Nous faisons alors avec cette main une excursion de gauche à droite, le coude étant fixe. Ce sera la *ligne* suivant laquelle nous écrirons. Elle sera oblique, formant un angle d'environ 25° avec le bord de la table. Mais qu'importe, le papier n'y fera pas d'objection. La main gauche le placera en sorte que ses bords supérieur et inférieur soient parallèles à notre ligne.

Si la ligne à remplir est courte, l'excursion seule de la main droite suffira pour la parcourir d'un bout à l'autre. Si elle est plus longue, la main gauche fera glisser le papier en sens inverse du mouvement de la droite. Elle poussera en outre le papier de manière à le faire monter à chaque nouvelle ligne.

De cette façon le corps et les coudes restent immobiles, la main droite ne fait que de courtes excursions très aisées et le regard est limité sur un champ restreint, situé juste en face de nous ; les yeux convergent à peu près symétriquement, se meuvent peu et ne se fatiguent pas.

Maintenant, pour écrire sur notre ligne, nous n'aurons qu'à faire marcher les doigts de la façon la plus naturelle. Allongeons et raccourcissons-les, et nous aurons des traits droits ; conduisons-les en cercle et nous obtiendrons des ronds.

Or, puisque ce mouvement des doigts est perpendiculaire à l'excursion de la main, nos lettres seront nécessairement perpendiculaires à la ligne. Nous écrirons *droit*, non pas pour faire plaisir à quelqu'un qui aura trouvé cette forme de lettre plus coquette, mais parce qu'elle est plus commode pour nous.

Il se trouve fort heureusement que cette forme des lettres est encore la plus lisible. Qu'on écrive penché quelque peu vite, et les lettres commenceront aussitôt à se disloquer, les *o* et les *a* resteront ouverts, les points des *i* et les accents ne seront plus à leur place.

Une écriture droite permet une beaucoup plus grande rapidité avant de devenir illisible.

L'écriture sera d'ailleurs d'autant mieux déchiffrée que devant le lecteur elle occupe la même place que devant l'écrivain.

Enfin, une question très importante qui semble avoir échappé à la plupart des savants qui se sont occupés de la réforme de l'écriture se trouve ainsi résolue de la façon la plus heureuse. Je veux parler de l'instrument dont nous nous servons, de la plume. Cette plume se compose de deux moitiés pointues, généralement d'égale longueur et d'égale force.

Or, pour obtenir l'écriture penchée si chère aux calligraphes, on tient la plume de telle sorte qu'on appuie plus sur la pointe de droite que sur celle de gauche. C'est là une cause de fatigue très importante pour la main, et une grande source d'illisibilité des caractères.

Au contraire, quand on prend pour écrire la position que nous recommandons, on appuie également sur les deux pointes de la plume. Celle-ci se conduit plus facilement et forme des traits réguliers, même quand on écrit vite.

Il y a maintenant un grand nombre d'années que nous écrivons suivant ces règles que la recherche de l'hygiène et du confort nous a dictées. Elles nous satisfont entièrement et — chose bien plus importante encore — elles trouvent même l'approbation de ceux qui nous lisent. Nous regrettons seulement de n'avoir pas écrit de la sorte depuis notre enfance, au lieu de nous fatiguer ainsi que nos lecteurs avec l'écriture classique et de n'arriver à l'écriture logique què vers nos vieux jours.